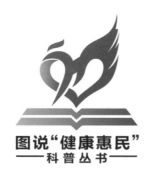

图说"健康惠民"
——科普丛书——

孕产期保健知识

广西壮族自治区妇幼保健院　编著

U0351465

广西科学技术出版社

图书在版编目（CIP）数据

孕产期保健知识/广西壮族自治区妇幼保健院编著. —南宁：广西科学技术出版社，2017.5（2018.10 重印）

（图说"健康惠民"科普丛书）

ISBN 978-7-5551-0640-1

Ⅰ.①孕… Ⅱ.①广… Ⅲ.①妊娠期 – 妇幼保健 – 图解②产褥期 – 妇幼保健 – 图解 Ⅳ.① R715.3–64

中国版本图书馆 CIP 数据核字（2016）第 114426 号

YUN CHAN QI BAOJIAN ZHISHI

孕产期保健知识

广西壮族自治区妇幼保健院　编著

策划组稿：朱杰墨子		责任编辑：赖铭洪	
助理编辑：何　芯		特邀编辑：李科全	
封面设计：苏　畅		责任校对：袁　虹	
版式设计：林　蕊		责任印制：韦文印	

出 版 人：卢培钊	出版发行：广西科学技术出版社
社　　址：广西南宁市东葛路 66 号	邮政编码：530023
网　　址：http://www.gxkjs.com	在线阅读：http://www.gxkjs.com

经　　销：全国各地新华书店

印　　刷：广西广大印务有限责任公司

地　　址：桂林市临桂区秧塘工业园西城大道北侧（广西师范大学出版社集团有限公司创意产业园内）　邮政编码：541100

开　　本：787 mm×1092 mm　1/32	印　　张：3.25

字　　数：72 千字

版　　次：2017 年 5 月第 1 版

印　　次：2018 年 10 月第 3 次印刷

书　　号：ISBN 978-7-5551-0640-1

定　　价：25.00 元

编委会

主编

韦红卫

副主编

夏红卫　余　杨

参编人员

孔　琳　杨钦灵　龙俊青　谭　芸

宋　良　潘平山　吴丹华　邓童宁

黄飞燊　宁思婷　梁　婧　俞　舟

目 录

1.您知道怎么推算预产期吗？

预产期是通过怀孕前最后一次月经的日期来推算的，最后一次月经的月份加9（或减3），日数加7，得到的新日期即为预产期。例如，某位准妈妈怀孕前最后一次月经的日期是2016年3月16日，她的预产期就是2016年12月23日。

预产期是孩子出生的大概时间，事实上生产日期可能提前也可能延后。临床上妊娠37～42周之间分娩都是足月产，42周及以后分娩是过期产，37周之前分娩就叫作早产。

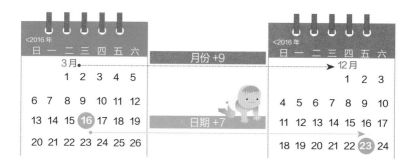

最后一次月经：2016年3月16日　　　预产期：2016年12月23日

2.何时为最佳生育年龄?

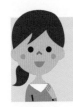

18 岁以前

　　女性生理还未发育成熟,这时生育很容易出现早产儿和低体重儿,使新生儿死亡率提高,同时对母亲本身健康危害较大。

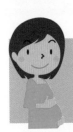

24~**28** 岁

　　一般来说,就生育而言,以24~28岁为佳。

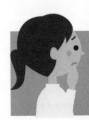

35 岁以后

　　卵细胞发生畸变的可能性增加,受孕后胎儿畸形率上升。

高龄生育或生育年龄太小，怀孕次数多，怀孕间隔时间短，会发生以下状况：

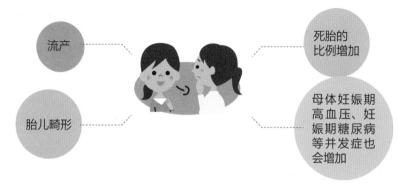

流产

死胎的比例增加

胎儿畸形

母体妊娠期高血压、妊娠期糖尿病等并发症也会增加

有些新婚夫妇，不注意避孕，反复以人工流产术作为补救措施，使子宫内膜受到损伤，从而引起继发不孕、流产等不良后果。选择最佳生育时间的时候，还要注意人的生理、心理对自然变化的反应，好的环境对受孕是有益无害的。

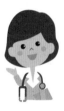

科学地选择最佳的生育年龄，可以提高生育的质量，摒除不利因素。

3.生男生女由谁决定？

男性和女性的染色体结构不同，女性有"XX"染色体，男性有"XY"染色体。因此，受精后可形成 XX 型或 XY 型的受精卵。

生殖细胞经过减数分裂后

 成熟的卵中都只有 **1** 种性染色体 即"X"染色体

 精子则分为 **2** 种类型

X型精子中有 1条"X"染色体

Y型精子中有 1条"Y"染色体

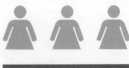 女性有"**XX**"染色体

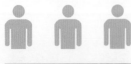 男性有"**XY**"染色体

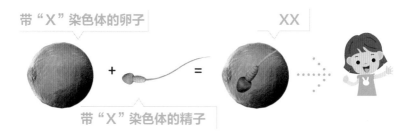

带"X"染色体的卵子 ＋ 带"X"染色体的精子 ＝ XX

带"X"染色体的卵子 ＋ 带"Y"染色体的精子 ＝ XY

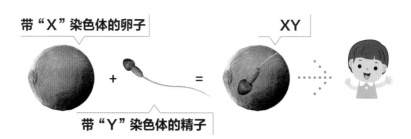

"XY"受精卵则发育为男性

由此说明，生男生女并不决定于女方的卵细胞，而决定于男方提供的是Y型精子，还是X型精子。

4.哪些疾病需要在孕前治疗和控制?

　　患有某些疾病的妇女在准备生育前，必须先到医院进行系统检查和治疗，在医生的监护下再怀孕。需要在孕前治疗和控制的疾病如下：

心血管系统疾病

　　因怀孕与分娩会增加心脏负担，对患有心脏病的妇女，应在孕前进行详细检查和心功能的评估等。

内分泌系统疾病

　　孕妇原先患有内分泌系统疾病，如甲状腺功能亢进症、糖尿病等，在怀孕期间病情可能恶化，因此孕前应先控制疾病。

肝脏疾病

　　孕妇肝脏负担较怀孕前加重，患肝脏疾病的孕妇，分娩时易发生肝脏坏死和肝功能障碍。

性病

　　对于患有梅毒、淋病的患者，最好在孕前进行彻底治疗，以免将疾病传染给胎儿。

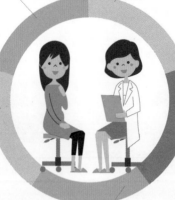
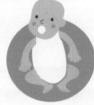

呼吸系统疾病

　　妊娠晚期增大的子宫挤压肺部，呼吸加快，容易出现供氧不足。所以患呼吸系统疾病的妇女在孕前应先控制病情，以免病情加重。

5.女性贫血会影响怀孕吗？

　　孕妇贫血会影响胎儿的营养物质的供给，甚至造成胎儿生长、发育缓慢，胎儿窘迫，早产甚至死胎。因而建议计划怀孕之前，应到血液科做全面检查，排除隐患。如果存在贫血，应明确贫血原因，针对病因治疗或在医生的指导下怀孕。

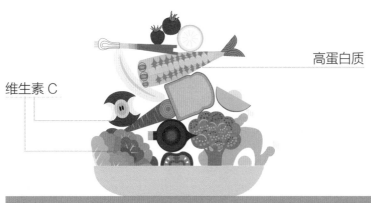

高蛋白质

维生素 C

平时要改变不良的饮食习惯，尽量避免偏食，保证营养均衡。

　　孕期常见的是缺铁性贫血，最好在贫血纠正后再怀孕。对于存在贫血的孕妇可多吃些鱼、虾等高蛋白质食物，瘦肉、动物肝脏等是补血的理想食物，可以适当增加摄入量，还要多吃水果和蔬菜，丰富的维生素 C 有利于铁的吸收。只有母亲拥有一个健康的身体，才能保证胎儿安全，顺利渡过妊娠期及分娩期。

6.患上子宫肌瘤还能结婚、生育吗?

子宫肌瘤是妇科常见的良性肿瘤,约有 1/4 的性成熟期妇女有子宫肌瘤,这并不影响结婚。

早期子宫肌瘤往往没有症状,一般通过检查才发现。

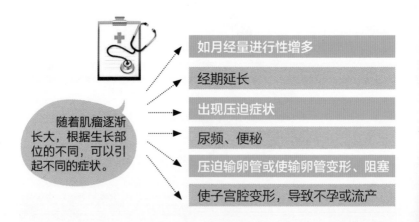

随着肌瘤逐渐长大,根据生长部位的不同,可以引起不同的症状。

- 如月经量进行性增多
- 经期延长
- 出现压迫症状
- 尿频、便秘
- 压迫输卵管或使输卵管变形、阻塞
- 使子宫腔变形,导致不孕或流产

虽然子宫肌瘤不影响性生活,但能否正常生育,与子宫肌瘤的病变程度、瘤体所长的位置有很大的关系。因此,建议计划怀孕的女性应常规进行孕前检查,如果发现肌瘤影响受孕或易导致流产,应该及早采取治疗措施,避免造成不良后果。

子宫肌瘤可以发生在子宫的任何部位

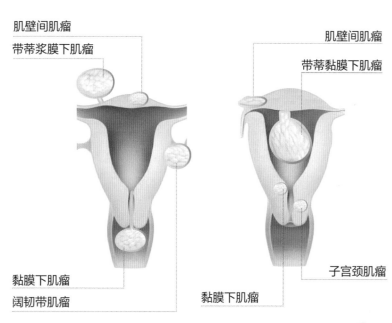

肌壁间肌瘤
带蒂浆膜下肌瘤

肌壁间肌瘤
带蒂黏膜下肌瘤

黏膜下肌瘤
阔韧带肌瘤

子宫颈肌瘤

黏膜下肌瘤

如患子宫肌瘤，只要定期检查，必要时采取治疗措施，一般不影响生育。

7.患有卵巢肿瘤能怀孕吗？

卵巢肿瘤并不都是恶性肿瘤

良性肿瘤一般发展缓慢，早期多无症状，通常通过体检或是 B 超检查才能发现。

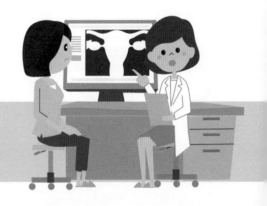

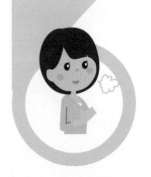

检查卵巢肿瘤

卵巢肿瘤是否要做手术应依据肿瘤的大小、是否恶性病变、对婚育可能产生的影响来决定。

因此，发现肿瘤后应该先请医生确认所长的肿瘤是良性还是恶性，肿瘤的大小是否影响受孕，是否需要做手术。

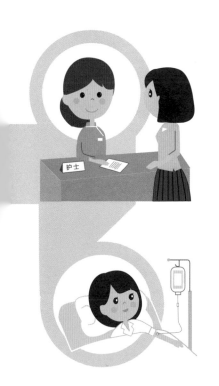

定期观察

如果确认是卵巢良性肿瘤而且较小，可定期观察。观察期也可以怀孕，但怀孕后要定期检查，监测卵巢肿瘤的生长情况，防止并发症的出现。

及时手术

如需做手术，术后通过病理检查可进一步确认肿瘤的性质。待卵巢良性肿瘤切除，身体康复后完全可以怀孕。

8.甲亢已经治愈，怀孕后会复发吗？

甲状腺功能亢进症，俗称"甲亢"。如果没有治好甲亢，是不宜怀孕的。因为怀孕后身体内分泌发生很大变化，可诱发诸多状况：

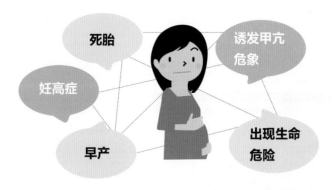

服药期间怀孕，药物还会抑制胎儿甲状腺的发育，生出患克汀病（也叫碘缺乏症、先天性甲状腺功能减退症、呆小症）的孩子。

如果经治疗甲状腺功能测定已正常，并在医生的建议下已经停药，应该没什么大问题了。但是怀孕前最好到医院找专家咨询和做有关化验检查，怀孕后也要定期到专科复查，避免甲亢复发。

只要加以重视，就会安全、顺利地生个健康的宝宝。

9.肥胖症会影响生育吗？

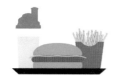

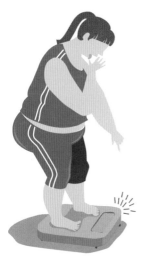

大多数人的肥胖症是因为不合理的饮食习惯和缺乏适量运动造成的，是人体吃进的热量多而消耗的热量少引起的，这是肥胖症中最常见的一种，又叫单纯性肥胖。另一种叫继发性肥胖，是一种神经、内分泌代谢紊乱性疾病，能引起多种疾病。其中一种为性腺功能减退症，不仅表现为肥胖，而且也影响生育。

成年女性或青春期女性肥胖者常伴有多囊卵巢综合征，可能出现月经紊乱、多毛、无排卵性月经或闭经，甚至卵巢功能提早衰退，发生不孕不育现象，往往需要治疗。这就是人们通常所看到肥胖的人不容易怀孕的现象。

患继发性肥胖中的性腺功能减退症，会影响生育。

10.患有先天性心脏病的人生育前应注意什么？

 先天性心脏病是一种多基因遗传病，约 90% 的先天性心脏病是由遗传因素与环境因素相互作用共同造成的。

　　随着心脏外科的迅速发展，先天性心脏病手术后妊娠的孕妇明显增多。许多人认为，先天性心脏病患者手术后就和正常人一样了，生孩子没有危险，这种看法不全面，要想全面了解先天性心脏病对结婚及生育的影响，应该到心脏病专科做检查，最好在未妊娠时先明确心脏病的病因、病理改变以及心脏代偿功能的分级。

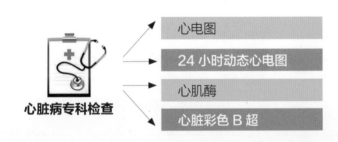

心脏病专科检查
- 心电图
- 24 小时动态心电图
- 心肌酶
- 心脏彩色 B 超

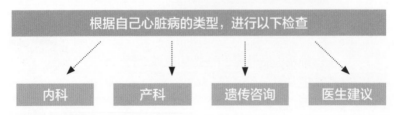

根据自己心脏病的类型，进行以下检查

| 内科 | 产科 | 遗传咨询 | 医生建议 |

心脏功能 I ～ II 级时

在医生的监测下可以怀孕，怀孕后注意保健，避免病毒感染，定期到心脏专科、产科进行检查，妊娠 32 ～ 34 周、分娩期和产后 3 天是心脏负担较重时期，应加强监护，警惕心力衰竭症状的发生。

心脏功能在 III 级以上

就不宜妊娠了，以免有生命危险。

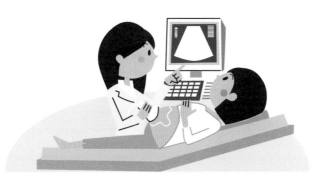

患有心脏病的孕妇千万要做好检查并遵医嘱。

11.孕妇感染艾滋病、乙型肝炎或梅毒怎么办？

艾滋病、梅毒和乙型肝炎都是传染性疾病，孕妈妈如果感染了这些传染病就有可能传染给胎儿或婴儿。因此，如果不幸感染了，一定要认真听从医生的建议，进行规范的干预措施。

艾滋病

HIV 阳性或患艾滋病的妇女不宜怀孕，如果不慎怀孕了，建议尽早终止妊娠。

对于无法终止妊娠的孕妈妈一定要遵医嘱进行母婴阻断措施

首先，孕妇在妊娠期要服用抗病毒药物。

其次，给宝宝进行人工喂养（奶粉喂养）。

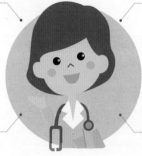

再次，宝宝出生后也要尽早服用抗病毒药物。

最后，不能给宝宝母乳喂养，更不能混合喂养（母乳喂养兼人工喂养），以减少母婴传播的风险。

梅毒

对于孕早期发现感染梅毒的孕妇

应当在孕早期与孕晚期各进行1个疗程的抗梅毒治疗。

对于孕中、晚期发现感染梅毒的孕妇

应当立刻给予2个疗程的抗梅毒治疗，2个疗程之间需间隔4周以上（最少间隔2周），第2个疗程应当在孕晚期进行。

对于临产时才发现感染梅毒的产妇

应当立即给予治疗。

乙型肝炎

对于乙型肝炎表面抗原阳性的孕产妇

无论是大三阳还是小三阳，应当密切监测肝脏功能。对于大三阳孕产妇应查乙型肝炎病毒定量，必要时进行抗病毒治疗，但不建议在孕期进行母婴阻断治疗。

新生儿在出生后24小时内

注射乙型肝炎免疫球蛋白（100国际单位），同时进行乙型肝炎疫苗接种，之后在婴儿1月龄和6月龄的时候分别再次接种乙型肝炎疫苗。

12.为什么要做孕期检查（产前检查）？

孕妇们在孕期做产前检查，主要有以下几点好处：

1 在早期确诊

能检查是不是正常妊娠，及时发现和治疗妊娠并发症，保护母婴安全。

2 了解孕妇健康情况

对于患有如心脏病、肝脏疾病、肾脏疾病、血液病、系统性红斑狼疮、糖尿病、甲状腺功能亢进等并发症的孕妇，及时监测或终止妊娠，确保孕妇的安全。

3 了解胎儿生长发育状况

能及时发现胎儿发育异常、胎位不正等异常状况，及时纠正和治疗。

4 剔除遗传性疾病

如果孕妇的家族中有遗传性疾病历史，可以及时做产前诊断，以决定是否要继续妊娠。

5 指导孕妇妊娠期的卫生和营养

帮助孕妇了解妊娠和分娩的各个过程，以消除不必要的思想顾虑，指导孕妇做好家庭自我监护。

产前检查对孕妇和胎儿都是必不可少的，为了保证母婴安全健康，各位准妈妈们一定要遵医嘱按时做孕期检查。

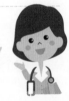

13.多长时间做一次孕期检查?

知道怀孕后应该尽早到医院产科门诊检查,医生将询问你停止月经后的情况,并了解夫妻双方有无与妊娠相关的病史及遗传病家族史,然后称体重及测量血压,做妇科检查,了解子宫大小与孕周是否相符,评估是否有妊娠高危因素。

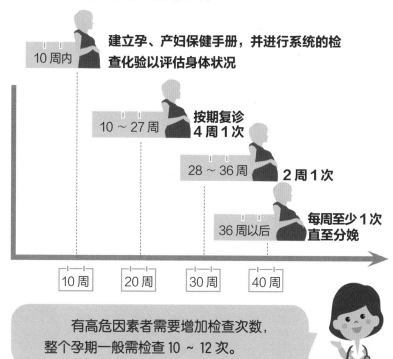

10 周内 建立孕、产妇保健手册,并进行系统的检查化验以评估身体状况

10 ～ 27 周 按期复诊 4 周 1 次

28 ～ 36 周 2 周 1 次

36 周以后 每周至少 1 次 直至分娩

10 周　　20 周　　30 周　　40 周

有高危因素者需要增加检查次数,整个孕期一般需检查 10 ～ 12 次。

每次复诊时医生都会询问孕妇前次产前检查后有无异常情况出现,检查有无水肿、贫血等情况,测量体重、血压、宫高、腹围,复查胎方位,听胎心,必要时进行 B 超等检查以了解胎儿情况,复查尿常规及血常规等。孕期各时期保健主要内容见下图:

10 周   2(

孕早期

> B 超确诊宫内妊娠及孕周。孕 10 周前立卡并做全套检查。怀孕 11 周到 13 周加 6 天内,查胎儿颈项透明层厚度(NT)。

16 ~ 20 周

> 做唐氏综合征筛查,有不良孕史、家族遗传病、孕妇年龄大于 35 岁,曾生育遗传病患儿,本次妊娠胎儿发育异常者建议到优生遗传门诊做产前诊断。

> 怀孕 10 周前立卡做全套检查的项目包括:血常规、血型、尿常规、肝功能、肾功能、血脂、空腹血糖、甲状腺功能、传染病四项、凝血功能、心电图、白带常规、地中海贫血筛查(血红蛋白电泳),乙型肝炎表面抗原阳性者做肝胆 B 超。

40 周

复查 B 超、电子胎心监护，每 3 天产检 1 次。

22 ～ 24 周

胎儿 Ⅲ 级系统彩色 B 超（三维或四维）。

30 周

40 周

41 周

住院催产

26 ～ 28 周

做妊娠高血压疾病预测和脐血流检查，以后定期复查。

31 ～ 32 周

复查 B 超 (Ⅱ级)，监测胎儿生长发育，了解有无迟发性胎儿畸形；复查血常规、尿常规、肝功能、肾功能、微量元素等。

39 ～ 40 周

复查 B 超、脐血流、电子胎心监护，评估胎儿体重与分娩方式。属臀位、横位、疤痕子宫、妊娠期糖尿病患者可入院待产。

24 ～ 28 周

糖尿病检查，做葡萄糖耐量试验，复查血常规、尿常规。

34 ～ 37 周

每次孕检做电子胎心监护。疤痕子宫合并前置胎盘（胎盘位于子宫前壁）、中央性前置胎盘、妊娠期高血压者根据病情于 35 ～ 37 周入院。

15.为什么孕期检查要测量血压?

每次产前检查都要给孕妇测量血压,而且孕妇应尽可能向医生提供孕前或以往妊娠期间的血压情况。

在妊娠六七个月后

10%

约 10% 的孕妇会出现血压升高或伴有浮肿、蛋白尿,这就是妊娠常见的并发症——妊娠期高血压疾病,此病对孕妇、胎儿有一定危害,早期发现,及时治疗,比较容易控制病情。

怀孕 6 个月后如血压在 140/90 毫米汞柱或以上,则需引起孕妇的注意,及时就诊。年龄大、肥胖、双胎、贫血、慢性高血压等孕妇更容易发病。目前,此病症发病的准确机制尚不清晰,病理改变多是由于全身小动脉的痉挛,因而是一种影响全身器官系统的疾病,也会影响胎盘血循环,造成供血不足,影响胎儿生长发育,严重者甚至可造成胎死宫内;孕妇可因病情恶化,发生脏器功能受累、抽搐(子痫)或脏器功能衰竭而导致死亡。

产前检查时测量血压很重要。

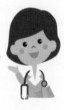

16.孕早期为什么要做阴道检查？
孕早期进行阴道检查会引起流产吗？

通过阴道检查，可以了解以下情况：

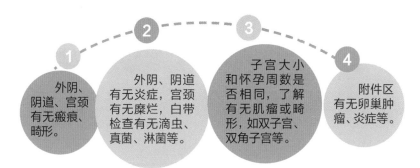

1 外阴、阴道、宫颈有无瘢痕、畸形。

2 外阴、阴道有无炎症，宫颈有无糜烂，白带检查有无滴虫、真菌、淋菌等。

3 子宫大小和怀孕周数是否相同，了解有无肌瘤或畸形，如双子宫、双角子宫等。

4 附件区有无卵巢肿瘤、炎症等。

检查如发现异常应及时处理。如卵巢肿物，必要时可在孕中期手术治疗，以免发生扭转、破裂等并发症，而且大的肿物会占据腹腔的空间，甚至影响胎儿发育；生殖道感染要积极治疗，以预防流产、早产；阴道横隔、纵隔可选择在临产后手术切开或直接剖宫产。这些处理都是为了安全分娩并保护胎儿。阴道检查要在孕早期进行，因为这时子宫不太大，盆腔器官容易摸清，不易遗漏，而且可不失时机地进行处理。

一些孕妇拒绝阴道内诊，主要顾虑是怕阴道检查时刺激胎儿引起流产。其实60%的早期流产是因胚胎发育异常，部分因内分泌功能失调、子宫畸形、感染、外伤等因素造成的。孕早期阴道检查不会造成流产。

17.为什么要测量宫高、腹围？

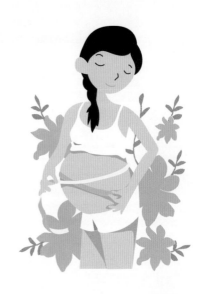

　　随着怀孕周数增加，孕妇的子宫高度和腹围也随之增长，根据增长速度，可间接了解胎儿宫内发育情况。怀孕16~36周，宫高平均每周增加0.8~0.9厘米，36周后每周增加0.4~0.5厘米。腹围因孕妇胖瘦不一，变化较大，与腹围相比，宫高的可靠性更好些。

　　胎儿宫内生长受限、胎儿畸形、羊水过少、横位、子宫畸形、死胎等，均可使子宫底高度低于正常值或增长速度减慢，甚至停滞。多胎、羊水过多、巨大儿、胎儿畸形、臀位等，可使宫高高于正常值或增长速度过快。因此，通过测量宫高、腹围，有助于判断某些异常情况，以便及时处理。

　　测量宫高、腹围对孕妇和胎儿健康都有帮助。

18.孕产期B超监护起什么作用？
B超检查对胎儿有影响吗？

B 超检查结果准确、操作简便，对母亲及胎儿无害，可反复多次检查，现已成为产科不可缺少的诊断和监护方法。孕产期 B 超检查可包括以下内容：

1　可以明确是子宫内妊娠还是异位妊娠、胚胎是否有正常心跳、有无葡萄胎等。

2　可以明确是单胎还是多胎，如果是双胎，可明确是单绒毛膜双胎还是双绒毛膜双胎，胎儿发育是否正常、有无畸形。

3　通过监测母胎血流、子宫动脉血流及胎儿生物物理评分等评估胎儿宫内安危。

4　可以明确胎盘位置，有无前置胎盘、胎盘早剥。

5　可以测定羊水量是否正常及其变化情况。

6　观察胎儿有无脐带绕颈、脐带隐性脱垂等脐带异常现象。

7　观察产后子宫复原情况，确认有无胎盘残留。

B 超检查对胎儿有无不良影响是孕产妇很关心的事。妇产科使用 B 超近 40 年，还没有出现 B 超检查副作用的报道。但强调用于产前诊断的超声功率有行业规定，在此前提下孕期做 B 超检查是安全的，目前仍属于无创检查项目，但妊娠早期超声检查要尽量避免彩超检查且检查的持续时间不宜过长。

孕妇做正常的 B 超检查是安全的。

19. 胎心电子监护是怎么回事?

胎心电子监护是胎心电子监护仪利用超声多普勒原理连续监测胎儿心率、宫缩及胎动,并将其标记在纸上的一种监护方法。该种方法操作简单、无创伤,易于被孕妇接受,现正普遍用于产前及产时的胎儿监护。

进行监护时,孕妇取半卧位,将胎心和宫缩探头放在孕妇腹壁上,每次监护时间 20 分钟。

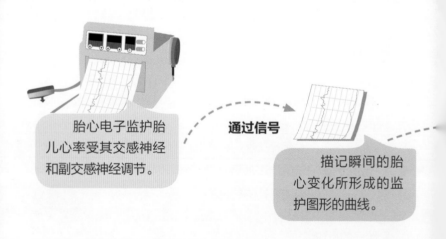

胎心电子监护胎儿心率受其交感神经和副交感神经调节。

通过信号

描记瞬间的胎心变化所形成的监护图形的曲线。

> 正常妊娠可从怀孕第 37 周开始每周做一次胎心电子监护，如有合并症或并发症，可以从怀孕第 28~30 周开始做胎心电子监护。

胎心率、胎动、宫缩会自动显示在屏幕及图纸上，但宫缩过强、胎动过频或孕妇过于肥胖时会干扰图形、影响诊断，必要时可以适当延长监护时间。

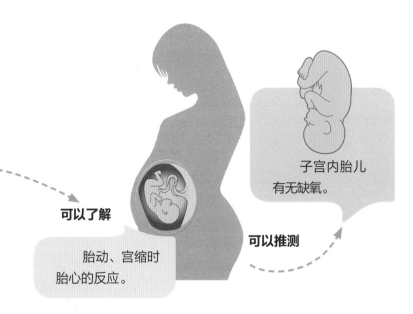

可以了解

胎动、宫缩时胎心的反应。

可以推测

子宫内胎儿有无缺氧。

20.产前筛查是什么？为什么要做产前筛查？

5.6%

　　据2012年数据显示，我国出生缺陷率约为5.6%(指出生有缺陷的婴儿占所有婴儿的比例)，即平均每小时就有3个带着缺陷的孩子来到这个世界。

　　产前筛查是预防大多数存在先天性缺陷的婴儿出生的一种手段，它是通过化验孕妇血液中的某些特异性指标，筛选出某些先天性缺陷的高危人群的方法。目前主要针对发病率比较高的先天愚型(21-三体综合征)、神经管畸形和18-三体综合征等疾病进行筛查，即通过产前筛查以查出可能怀有先天愚型、神经管畸形和18-三体综合征胎儿的高危孕妇。

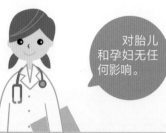

只要抽取孕妇2毫升静脉血。

对胎儿和孕妇无任何影响。

筛查的最佳时期是妊娠15～21周

　　如果筛查结果是高危，则需进一步做产前诊断以明确结果。一旦确诊怀有先天愚型儿，孕妇将被劝告终止妊娠，从而避免了残疾儿的出生，提高了出生人口的素质。

21.什么情况需要做产前诊断？

有下列情况之一者应进行产前诊断：

产前筛查为高风险孕妇

35 岁以上高龄孕妇

曾生育过染色体病患儿的孕妇

夫妇一方为异常染色体携带者

曾有不良孕产史者或特殊致病因子接触史者

夫妇一方为遗传性疾病患者或孕妇生育过某种遗传性疾病患儿

夫妇双方为某种遗传病基因携带者

羊水过多或者过少者

医学上认为需要进行产前诊断的其他情况

凡有上述情况的妇女，生育遗传性疾病和先天性疾病患儿的风险明显增高，故需主动配合医生，进行产前诊断。

产前诊断的方法：

1 有创产前诊断

通过介入性产前诊断手术，包括经腹绒毛穿刺活检术（抽绒毛）、羊膜腔穿刺术（抽羊水）、脐静脉穿刺术（抽脐血）取材进行检测。

2 无创产前诊断

通过母体外周血进行胎儿部分染色体检测或通过医学影像对胎儿进行检查。

22.什么是地中海贫血？

每年全球约有十万名严重的地中海贫血婴儿诞生，该病在地中海沿岸国家以及中东、东南亚国家发病率特别高，在我国长江以南各省份尤其是广东、广西、海南等地高发。

地中海贫血是由于体内珠蛋白基因缺陷使合成血红蛋白的珠蛋白链减少或缺失，血红蛋白生成障碍，导致溶血性贫血甚至发育异常。其贫血严重程度与基因异常的程度有关。

地中海贫血根据临床特征一般可分为三种类型

重型

中间型

轻型

重型 α 地中海贫血为致死性贫血病，通常出生前或出生后 1 ~ 2 小时内死亡。

中间型地中海贫血的贫血程度有轻重差异，轻者只有轻度贫血症状，重者需要定期输血来维持生命。

轻型地中海贫血（基因携带者）可能无明显症状，只有在化验的时候才发现有轻度贫血。

23.地中海贫血基因诊断和产前诊断的政府补助标准是什么?

为了减少重度地中海贫血患儿的出生,广西壮族自治区人民政府拨出专项资金给需要进行地中海贫血患儿基因诊断和产前诊断的农村夫妇补助。

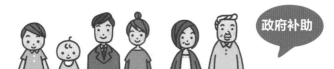

政府补助

补助标准

1 地中海贫血基因诊断

普通农村家庭每对夫妇补助 **800 元** ,自付 **200 元** ,农村低保家庭成员、重度残疾人全免。

2 地中海贫血产前诊断

普通农村家庭每对夫妇补助 **1300 元** ,自付 **550 元** ,农村低保家庭成员、重度残疾人全免。

24.怀孕前后为什么要补充叶酸?

叶酸对人体有重要营养作用,人类若缺乏叶酸可引起巨红细胞性贫血、白细胞减少症等。此外,叶酸对孕妇尤其重要。怀孕头3个月是胎儿器官系统分化、胎盘形成的关键时期,细胞生长、分裂十分旺盛。此时叶酸缺乏可导致胎儿畸形如神经管发育缺陷,包括无脑儿、脊柱裂等,还可能引起早期流产。

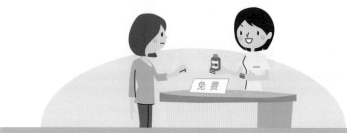

孕妇需要的叶酸量比普通人要高 4 倍,每天服用量为 0.4 毫克

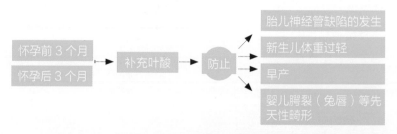

怀孕前 3 个月			胎儿神经管缺陷的发生
怀孕后 3 个月	补充叶酸 → 防止		新生儿体重过轻
			早产
			婴儿腭裂(兔唇)等先天性畸形

为了减少出生缺陷,中国政府拨出专项资金为孕妇免费发放叶酸,所有计划怀孕的妇女在怀孕前 3 个月至怀孕后的前 3 个月可到辖区卫生服务中心(站)或妇幼保健机构免费领取叶酸片。

25.孕妇为什么要补钙?孕妇该怎样补钙?

钙的生理功能十分重要。胎儿骨骼与牙齿发育需要大量钙质，如果孕妇饮食摄入的钙不足，会出现抽筋、腰腿酸痛、骨关节痛、浮肿等现象，严重者甚至会发展为高血压、难产、骨质疏松、软骨症、骨盆畸形、牙齿松动、产后乳汁不足等。胎儿缺钙可导致骨骼与牙齿发育不良，婴儿出牙晚，而新生儿也因为血钙不足而容易惊厥，或有佝偻病的发生，甚至会影响胎儿将来的智力发育。

孕妇在怀孕早期钙的标准供给量为每日800毫克，怀孕中期为每日1000毫克，怀孕晚期为每日1200~1500毫克。

富含钙元素的食物

食物中钙的最好来源为牛奶，每250毫升牛奶可供300毫升钙。其他富含钙元素食物有大豆及其制品、蛋类、海产品、芝麻、黑木耳、坚果等。

孕妇补钙的基本原则：以食补为主，不足部分用钙剂补充。

孕妇应从怀孕中期开始额外补充一定量的钙剂，如碳酸钙、葡萄糖酸钙等。并且应同时进食富含维生素D的饮食，以利于钙的吸收。避免高盐饮食、酗酒、吸烟、饮用碳酸饮料等，因其会加速钙在尿中的流失。

26.孕期为什么要补铁?

　　铁是身体内制造血红蛋白的主要原料,孕期对铁的需要量会明显增大,孕妇体内缺铁可导致缺铁性贫血,是妊娠期间较为普遍的病症。如果没有足够的铁的及时补充,孕妇就会表现出缺铁性贫血症状,如头痛、头晕、耳鸣、目眩、疲倦乏力、记忆力减退、抵抗力下降,还易发生早产、感染,对产时出血耐受性差,更严重的可引起贫血性心脏病,甚至心力衰竭。此外,贫血使胎儿氧供应减少,影响胎儿的生长发育,使胎儿体内储备的铁元素减少,容易出现胎儿窘迫、流产等情况,新生儿出生后往往为低体重儿,发生新生儿贫血,使其抵抗力下降,容易患病。

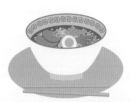

　　含铁丰富且易于吸收的食物主要为红肉,孕妇应保证其摄入量。

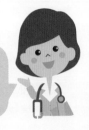

　　建议孕妇孕期定期检查铁蛋白及血红蛋白,必要时补充铁剂,否则容易耗尽体内储存的铁,造成贫血。

27.孕妇体重增加以多少为宜？

孕期的理想体重（千克）增加

	1~3 个月	4~6 个月	7~9 个月	总计
体重正常者	1~2	5	5~6	11~13
孕前体重偏低	2~3	6	6~7	14~16
孕前体重偏高	1	3	3	7

根据美国妊娠及哺乳期营养学会的建议，孕妇妊娠期宜增加多少体重，若以身体质量指数 [Body Mass Index，BMI= 体重（千克）/ 身高^2（米）] 为指标，根据孕前 BMI 值的不同，孕期适宜增加的体重也是有所差别的。

孕前体重/身高类别	孕期体重增长值(千克)
低（BMI <19.8）	12.5~18.0
正常（BMI 19.8~26.0）	11.5~16.0
高（BMI 26.0~29.0）	7.5~11.5
肥胖（BMI 29.0）	6.0~6.8

28.孕期体重过重或增加过多有什么影响？

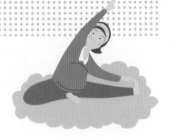

体重过重，会增加机体各器官系统的负担，出现代谢异常，对母婴产生不利影响，一般认为肥胖孕妇容易发生下列问题：

1 先兆子痫发生率高，因可发生子痫、胎儿生长受限，增加了围产期死亡率。

2 由于肥胖增加了麻醉和手术技术上的困难，母亲及新生儿并发症发生率增加。

3 剖宫产腹壁切口可因脂肪液化而愈合不良。

4 高血糖、糖尿病、巨大儿发生率高。

5 过度肥胖，产后体形恢复困难。

6 难产率高，特别是胎儿大，分娩过程中产程延长，发生梗阻性难产比例增高，这会增加孕妇的剖宫产率和感染率，胎儿宫内窒息的发生率也会增加。

7 形成血栓及栓子，引起血管栓塞性疾病。

29.胎盘是什么？胎盘有哪些功能？

　　胎盘是胎儿与母体间物质交换的主要器官。胎儿所需的大量物质在此交换及运转。

胎盘的功能主要包括以下几个方面

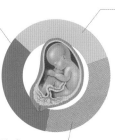

物质的交换及运转

　　母亲的血液可通过胎盘将营养物质转运给胎儿，同时将胎儿产生的废物交换出去。

激素及酶的合成

　　胎盘能合成多种激素及酶维持妊娠，并满足胎儿在子宫内生长的需要及母亲乳腺发育的需要。

母亲抗体的分享

　　母亲体内的部分抗体可通过胎盘运送至胎儿体内，以增加胎儿出生后对疾病的抵抗力。

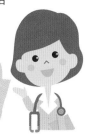

　　胎盘功能是否良好，关系到胎儿生长发育是否正常，胎盘的异常也可能引起一些严重的妊娠并发症。

30.为什么说脐带是胎儿的生命线?

胎儿与胎盘之间所有的物质交换都要经过脐带的血管,因而脐带对胎儿的存亡有重要作用。脐带柔软、细长,容易受压及扭曲,各种原因造成的脐带血流受阻,都将危及胎儿的生命。

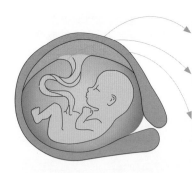

脐带呈圆柱状结构,内有两条脐动脉及一条脐静脉。

脐带的表面光滑,直径1~2.5厘米,足月脐带平均长50~100厘米。

脐带过长易发生脐带打结、缠绕,过短易影响血液循环或发生胎盘早剥。

脐带内的脐静脉,负责接收从母体来的新鲜血液,富含营养和氧气的血液流经胎儿全身后,回到胎儿的动脉系统,代谢后的废物会进入两条脐动脉,再通过胎盘运回母体。由于脐带血管比脐带长,所以脐带血管屈曲、充盈,使脐带多处隆起,这可以缓冲脐带受到牵拉时对脐带血管的影响。

31.羊水是从哪里来的?

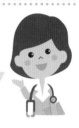

羊水过多或过少,都应引起孕妇的重视,羊水的异常往往提示胎儿或胎盘有异常。

在妊娠的不同时期,羊水来源各有不同

早期妊娠时

羊水主要来自母体血清,经胎膜渗透进入羊膜腔。胎儿血液循环形成后,通过胎儿皮肤渗透的水分成为羊水的来源之一。

中期妊娠以后

胎儿开始吞咽羊水、排出尿液,使羊水量维持动态平衡,而此时胎儿皮肤已角化,不再是羊水成分的来源。

晚期妊娠时

羊水的运转除胎尿的排出及羊水的吞咽外,胎肺也可吸收羊水,胎盘胎儿面的羊膜也可以交换水分。

羊水量随妊娠时间而增加,妊娠8周时,羊水只有5~10毫升;妊娠20周时,羊水达400毫升;妊娠34~38周时,羊水约1 000毫升;足月妊娠时,羊水约800毫升;妊娠过期时羊水量会明显减少。一般羊水少于300毫升为羊水过少,等于或超过2 000毫升为羊水过多。

32.胎儿在妈妈的肚子里是怎样生活的?

　　胎儿在妈妈肚子里生活280天左右,通过脐带、胎盘与妈妈相连接。胎盘是胎儿与妈妈的物质交换站点。胎儿生长发育需要的各种营养由妈妈通过胎盘提供,而胎儿产生的废物则通过胎盘交换给妈妈,由妈妈排出。另外,胎盘还能产生胎儿的生活必需品(如激素等),同时保护胎儿免受外界的侵害。

脐带是胎儿的生命线

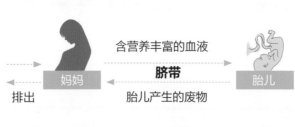

含营养丰富的血液

妈妈 　 **脐带** 　 胎儿

排出 　 胎儿产生的废物

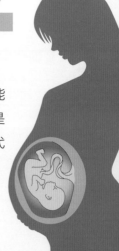

　　胎儿在妈妈体内时,周围有羊水,使胎儿能在水中活动,并避免外界的伤害。胎儿的尿液是羊水的重要来源,同时胎儿会吞咽羊水,经过代谢成为尿再排出。羊水也可通过呼吸道、胎盘、胎膜及脐带的吸收进行交换,约3小时更换1次,如此循环。

33.您知道怎样数胎动吗？

正常的胎动是胎儿健康的表现，因此孕妇可以通过监测胎动来判断胎儿状况。

胎动计数方法：怀孕28周起，每日早、中、晚各数胎动1小时。

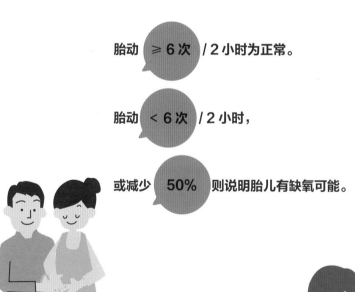

胎动 ≥ 6 次 / 2 小时为正常。

胎动 < 6 次 / 2 小时，

或减少 50% 则说明胎儿有缺氧可能。

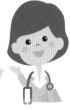

如胎动减少或胎动频繁，
请及时就诊告知医护人员。

34.什么是孕妇学校？参加孕妇学校有哪些好处？

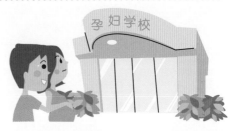

　　孕妇学校就是以优生、优育，提高人口素质为目的，专门为孕妇举办的健康教育活动的场所。学校根据孕周的不同，分别以孕早、中、晚期不同对象组成不同的学习班。要求夫妻双方参加学习，掌握产前、产时、产后系统保健的要点。通常采用面授及咨询的方式，以电视、录像、幻灯片等不同形式，由妇产科或儿科临床医师、助产护士或妇女保健医师讲课。

孕妇学校学习内容主要包括：

妊娠生理与优生的基础知识　　产时配合
围生期保健知识　　产褥期保健要点
系统产前检查的好处　　新生儿生理特点及护理要点
孕妇营养及用药知识　　怎样进行母乳喂养等
妊娠晚期并发症

　　准父母们只有通过孕妇学校的学习掌握孕产期保健及营养知识，才能更好地配合医生并进行自我保健，为优生、优育创造良好的条件。

42

35.怎样进行胎教?

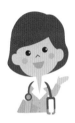

为了促进胎儿生理及心理上的健康发育成长所采取的保健措施，称为胎教。胎教应从孕中期开始持续至孕晚期。

1. 音乐胎教

共同欣赏音乐，可以选择一些舒缓、旋律优美的轻音乐、古典音乐或儿歌。将装有音乐录音带的小录音机（需经过消磁处理）放在母亲腹壁近胎儿头部的位置，或在室内播放音乐，音量适中; 每天定时播出(2～3次)。

2. 语言胎教

孕妇在怀孕期间反复阅读趣味性故事、古诗、外语、数学等书，或制成录音带每天反复播放，同时接受绘画、音乐等方面的熏陶。

3. 抚摸胎教

从妊娠第 4 个月后，每天定时抚摸胎儿。孕妇取侧卧位，全身肌肉放松，用双手放在腹部，由上至下轻轻地抚摸胎儿，每次约 5 分钟，可以锻炼胎儿的触觉和促使其发育。

4. 保持良好的精神状态、稳定的情绪及精神修养

多接触真、善、美的东西，克服不良情绪。夫妇应多些亲密、幽默、活泼的交谈，包括父母与胎儿之间，以及胎儿自身的各种话题。

36.有早孕反应怎么办？

早孕反应是一种正常的生理现象，一般只要在饮食上注意以下几方面就可以了：

1 少吃多餐

以不引起胃部不适或恶心呕吐为宜，另外将每日所需的食物分多次摄入，即可多次加餐。

2 注意调味，促进食欲

孕妇可选用

山楂、糖葫芦、酸梅、杏等，以增进食欲。

多吃蔬菜等，可以通便，防止便秘。

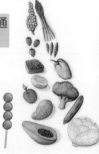

3 不要因噎废食

即便是吐了，仍要再吃，因为要保证母体和胎儿正常的代谢需求，只要有一部分食物留在胃里，就可供母体和胎儿消化、吸收。

4 增加体液，以免脱水

　　频繁呕吐者应选择稀粥、藕粉、酸梅汤、西瓜汁、山枣汁、椰子汁等食用。

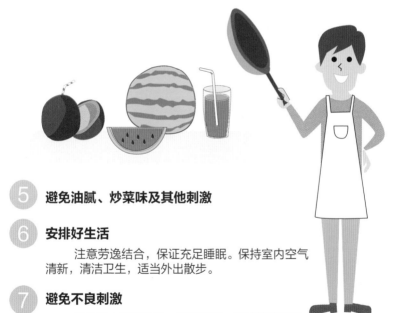

5 避免油腻、炒菜味及其他刺激

6 安排好生活

　　注意劳逸结合，保证充足睡眠。保持室内空气清新，清洁卫生，适当外出散步。

7 避免不良刺激

　　避免去人多杂乱处，精神放松，保持情绪稳定。

8 适当的辅以维生素或镇静药物

37.准爸爸在胎教中起什么作用？

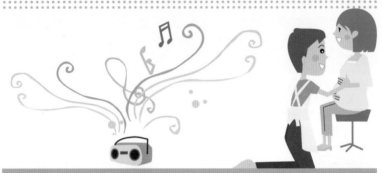

在准妈妈实施胎教的过程中，准爸爸做好以下几点，更有利于胎教的进行，并起到良好的效果。

1 合理安排好生活

准爸爸应尽量减轻妻子的体力劳动，为其提供优质、合理的饮食。早孕反应时要准备合适的饮食，少食多餐。在胎儿发育迅速的阶段，需供应富含高热量、高蛋白质、微量元素（尤其是钙和铁）和维生素等的食物。

2 稳定准妈妈的情绪

准爸爸应尽最大努力让妻子心情舒畅。另外，需要给予胎儿刺激和锻炼，如给胎儿讲故事，陪着准妈妈欣赏优美的音乐，适度的玩笑、风趣的谈话、适当的交往等。这些刺激及情绪适度的变化都有益于胎儿大脑的发育。

38.孕妇尿频是病吗?

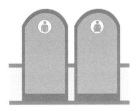

　　孕妇怀孕期间易出现尿频，这在孕期前 3 个月和最后 1 个月时尤为突出——这种现象大多数是孕期的正常生理变化。其原因是人体内膀胱位于子宫的前方，怀孕后，子宫逐渐增大，使膀胱受压，因而膀胱内储尿量会受影响，尿量不多时也会有尿意。孕早期 3 个月内子宫在骨盆腔内逐渐增大，膀胱受压逐渐严重，因而尿频症状会越来越明显。怀孕 3 个月后，子宫增大从盆腔进入腹腔，减轻了对膀胱的压力，则尿频现象减轻。妊娠 36 周后，胎儿先露头部下降入骨盆内，再次对膀胱产生压迫，因此尿频症状再次明显，平均每 24 小时约小便 10 次。

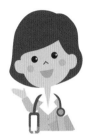

　　孕妇的这种尿频只是尿的次数多些，每次的尿量较平时少，且无尿痛、尿急，与泌尿系统感染不同，不是病症。

39.孕妇心慌气短就是有心脏病吗？

孕妇增大的子宫、不断生长的胎儿、增多的羊水，使各器官组织的工作量都要增加，身体需要的氧也增多。对氧的需求需要依靠增加每分钟的心跳次数和增多每次心脏排出的血液量来代偿，同时增大的妊娠子宫推挤横膈，使心脏向上、向左移位，机械性地增加了心脏负担。

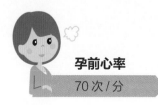

孕前心率
70次/分

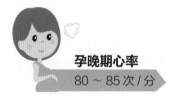

孕晚期心率
80～85次/分

在此情况下只要稍做活动，已经处于代偿功能状态的心脏就会进一步增加负荷，使每分钟心率再次加快，但仍可能出现供氧不足，所以孕妇就表现为心慌气短了。不过这种情况一旦出现，正常情况下只要稍事休息，就会缓解，而且对孕妇不会有什么不良后果。如果持续存在或加重，应尽早就医。

不怕不怕，孕妇偶尔心慌气短是正常的。

40.孕妇下肢浮肿是怎么回事？
对孕妇下肢浮肿应采取什么措施？

在怀孕的中期和晚期，孕妇会出现浮肿

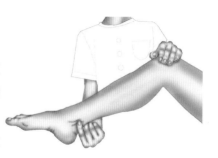

　　皮下组织范围广、疏松，是液体潴留的好场所。开始仅是踝部皮肤发紧、发亮，手指按下去有凹陷，后期会逐渐向上蔓延到小腿、大腿。大多数浮肿经休息后可自行消退，但严重时腹壁和全身都会水肿。

　　孕期出现轻度的水、钠潴留是正常的，这与孕妇的姿势也有一定关系。因为不断增大的子宫会压迫下腔静脉，而站立时，会阻碍一些大血管，如髂总静脉内的血液回流，静脉压增高迫使血管内液体过滤到组织间隙，出现水肿；这种水肿一般较轻，常常仅为脚踝水肿，休息后可以恢复。

　　如果经过休息仍不恢复，或浮肿程度越来越重，则可能发生了妊娠高血压疾病，这就需要及时就医治疗。

41.孕妇为什么容易发生便秘和痔疮?

孕妇容易发生便秘,往往与怀孕后消化系统发生的变化有关。怀孕后胎盘分泌大量的孕激素,可使胃肠道蠕动变慢、变弱,吃进的食物不能按照原有的速度从胃、小肠、大肠向消化道远端运送。

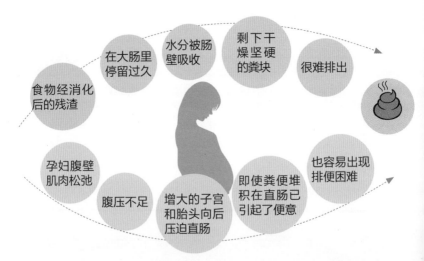

食物经消化后的残渣 → 在大肠里停留过久 → 水分被肠壁吸收 → 剩下干燥坚硬的粪块 → 很难排出

孕妇腹壁肌肉松弛 → 腹压不足 → 增大的子宫和胎头向后压迫直肠 → 即使粪便堆积在直肠已引起了便意 → 也容易出现排便困难

患便秘的孕妇,整天有排便感觉又排不出,很不舒服,食欲也受影响,而且便秘还容易诱发痔疮。妊娠晚期,增大的子宫压迫下腔静脉,影响下半身静脉(包括下肢、外阴的静脉和直肠肛管的痔静脉)血的回流,痔静脉淤血,压力加大,管壁变薄,被动扩张后就形成了弯曲的静脉团,更会发生和加重痔疮。

42.孕期如何防治便秘和痔疮?

预防便秘首先要养成定时排便的卫生习惯，即使没有便意，也应养成此习惯。

要多吃富含纤维的食物和蔬菜，清晨喝一杯含盐的温开水也利于排便。

适当的活动，像散步、做操，均可增强肠管蠕动、促进排便。

预防痔疮首先要防治便秘，同时也要注意孕妇的体位，站立或坐式不宜过久，经常变换姿势可以减轻痔静脉淤血。

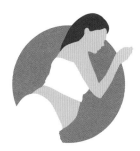

夜间入睡要左侧卧，避免增大子宫对静脉的压迫；如有痔疮脱出要及时送回，温水清洁后用手还纳即可，如水肿严重或已发生感染，应到医院外科就诊。

43.孕妇经常腰背痛该怎样处理?

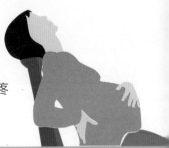

妊娠后半期,孕妇时常感觉腰背疼痛,临近产期时则更加明显。

孕妇发生腰背痛主要是由于不断增大的子宫向前凸出,使身体重心前移,为求身体平衡,只有靠背部后仰才行,背部肌肉长期处于这种不自然的紧张状态,自然会有不舒服和酸痛的感觉。

再加上妊娠期松弛激素分泌增加,导致骨盆各个关节韧带逐渐松弛,以适应分娩。如果孕妇平时有体育锻炼的习惯,肌肉弹性较好,则腰背痛的症状会有所缓解。腰背疼痛的现象只有等到分娩后才能逐渐消除。一般腰背痛不严重时,不需要特殊处理。

如果疼痛比较严重,可以通过一些办法减轻,如不要久站,不要过多走路,穿柔软合适的低跟或坡跟鞋,保证充足的休息和卧床时间,按摩局部疼痛处,等等。严重的腰背痛不能用产科原因解释时,应到相关科室(如骨科)进一步检查治疗,以防漏诊其他疾患。

44.孕妇为什么有耻骨痛?该怎样处理?

人的左、右耻骨在骨盆前方连接，形成耻骨联合，其间有纤维软骨，上下附有耻骨韧带。妊娠期间在激素的作用下骨盆关节的韧带松弛，耻骨联合之间的缝隙会宽0.3~0.4厘米，便于分娩时胎头通过。这是正常现象。

女性骨盆

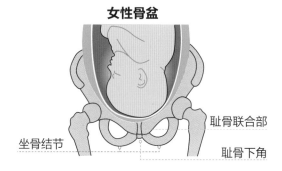

坐骨结节

耻骨联合部

耻骨下角

如果韧带松弛超过了限度，骨盆就不稳定了，孕妇坐、立或卧床翻身均困难，走路时迈不开腿，用不上劲；若耻骨间隙大于1厘米，则说明耻骨联合分离。有时合并纤维软骨发炎，往往痛得很厉害，这种现象多出现在怀孕最后1~2个月。凡有上述症状的孕妇要减少活动甚至卧床休息直到分娩。轻度的耻骨联合分离，不影响阴道分娩，但如症状较严重，胎儿相对又比较大时，可考虑剖宫产。产后因激素作用消退，韧带张力逐渐恢复，有的耻骨联合分离的产妇仍要卧床1~2个月才能正常活动。用弹性腹带或弹性绷带固定骨盆能够有所帮助。

45.孕妇皮肤瘙痒是怎么回事？

　　有些孕妇在妊娠期间会出现不同程度的皮肤瘙痒。这种症状多在妊娠6个月后发生，也有的在孕早期开始，在分娩后很快消失。这是妊娠期特有的症状，称为妊娠瘙痒症。

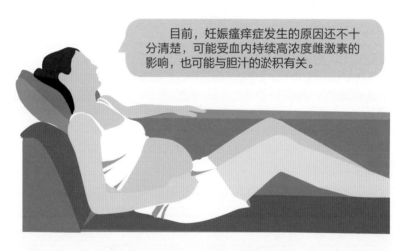

目前，妊娠瘙痒症发生的原因还不十分清楚，可能受血内持续高浓度雌激素的影响，也可能与胆汁的淤积有关。

　　也有人认为这是一种遗传病，因为这类孕妇往往在妊娠时症状复发，而且她们的母亲、姐妹也有同样的情况。为了止痒，可以局部涂炉甘石洗剂缓解症状，严重者需服用抗过敏药或镇静剂。由于胆汁淤积引起的瘙痒可同时出现黄疸，严重者会危及母亲及胎儿健康，需要与病毒性肝炎加以区别。如果为胆汁淤积引起的瘙痒，则需按医生的方案进行治疗。

46.孕妇出现异常的10个危险信号是什么？

孕妇如果出现了以下10种情况，则提示妊娠可能有不正常情况存在，应尽快就医。这10种信号如下：

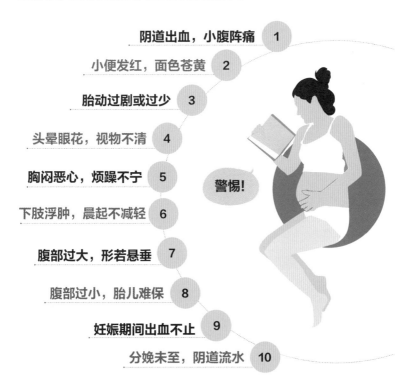

阴道出血，小腹阵痛 1

小便发红，面色苍黄 2

胎动过剧或过少 3

头晕眼花，视物不清 4

胸闷恶心，烦躁不宁 5

下肢浮肿，晨起不减轻 6

腹部过大，形若悬垂 7

腹部过小，胎儿难保 8

妊娠期间出血不止 9

分娩未至，阴道流水 10

警惕！

孕妇一旦出现10种信号中任何一种，应引起高度警惕，立即去医院做产科检查，争取早期诊断、早期处理，预防意外情况发生。

47.孕期用药原则是什么?

1 　　妊娠期若非必须用的药物则尽量不要用药(尤其是孕早期)。

2 　　孕妇必须补充的钙、铁、维生素等应适量;需要及时治疗妊娠并发症及合并症时,应选择效果好且对胎儿无毒的药品。

3 　　掌握好用药剂量及疗程。

4 　　孕期自觉不适时应及时看病,就诊时要告诉医生怀孕的时间,以便医生恰当选用药物,孕妇要遵医嘱服药。

5 　　医生在孕妇有明确用药指征时,应慎重考虑母胎的安全用药剂量。

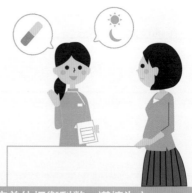

　　总之,孕妇应慎用药物,应总体权衡利弊,谨慎为之。

48.孕妇感冒了该怎么办?

　　孕妇患感冒，应尽快地控制感染、排除病毒，同时应采取措施控制体温。

轻度感冒的孕妇

多喝开水　　注意休息　　保暖

　　感冒较重有高烧者，除一般处理外，应尽快地控制体温，如果存在细菌感染，可以在医生指导下选择合适的抗生素治疗。

温度过高，即超过38.5℃时

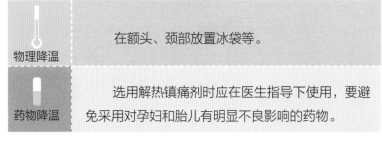

物理降温	在额头、颈部放置冰袋等。
药物降温	选用解热镇痛剂时应在医生指导下使用，要避免采用对孕妇和胎儿有明显不良影响的药物。

　　孕妇患感冒时不要轻视，但也不能随意自行用药，一定要去专科医院诊治，千万不能自行服药。

49.高血压孕妇应注意什么？

1 高血压妇女如计划妊娠，应向医生咨询，评估是否适宜妊娠。需要药物治疗的，应调整药物，减少对胎儿的不利影响。

2 一旦妊娠即应到医院进行围产保健，动态测量血压并确定基础血压，以后定期检查，在平时需要留意血压和体重的变化，可以每天测量血压并做好记录，发现异常及时就医处理。

3 高血压孕妇容易并发先兆子痫、胎盘早剥、肾功能衰竭、胎儿生长受限等，如出现蛋白尿、水肿等症状时，应积极治疗，视病情及时终止妊娠。

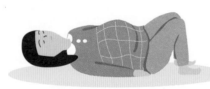

4 安排好作息时间，劳逸结合，保持足够的睡眠。避免过度劳累及精神创伤，保持心情舒畅，减少心理压力。

5 高血压合并妊娠时，视血压调整降压药剂量，避免血压过低或过高、血压波动变化过大。

6 加强胎儿胎盘功能监测，孕妇可自我监测胎动，数胎动是最简便的自我监测方法。孕妇卧床时多采取左侧卧位以增加胎盘灌流量。

7 低盐清淡饮食，提倡每天食盐摄入量控制在6克以下，限制饮酒，避免吸烟。

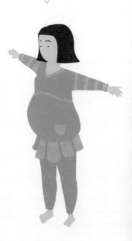

50.妊娠合并糖尿病是怎么回事？
糖尿病孕妇怎样自我监护？

糖尿病是一种遗传性糖代谢紊乱疾病。

近年来，在妊娠期发生糖尿病和妊娠以前就患有糖尿病的病例数逐年上升。妊娠合并糖尿病系高危妊娠，它严重危害孕妇和胎儿的健康，一定要加以重视，应与医生密切配合，以平安度过怀孕期、分娩期及产褥期。

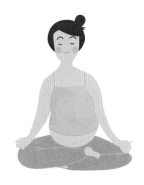

此类孕妇应该和保健医生建立良好的信任关系，明确糖尿病有可能引发的母儿风险，科学地对待医嘱，对自己有自律性，除适宜的饮食和运动外，孕期应使血糖持续控制在正常或接近正常范围。

目前可以通过末梢血糖仪对血糖进行自行监测。一般在医院营养门诊进行饮食调节后，可定期测定三餐后2小时的血糖，如果在6.7毫摩尔每升以内则为正常，否则应及时到医院就诊。此外，还要配合产前检查、自我监护胎儿状况等。

51.糖尿病孕妇能自然分娩吗?

糖尿病孕妇如血糖控制不佳,有发生胎儿体重超过4千克的可能,胎儿皮下脂肪多,肥胖,使肩围宽大,超过头围,容易发生"肩难产",即胎头娩出后,宽大的肩部卡在骨盆内不易娩出,可造成胎儿窒息、锁骨骨折,甚至胎儿死亡。

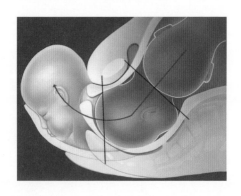

母亲也有产道撕裂、产后出血等危险。如果孕期及早治疗糖尿病,胎儿可以正常发育,体重也不会过大。

糖尿病孕妇的分娩方式要具体情况具体对待。如果孕妇没有合并高血压等其他异常,胎儿中等大小,没有缺氧等异常,孕妇骨盆正常,糖尿病病情稳定,那么有从阴道分娩的机会。

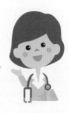

52.什么是甲亢？妊娠合并甲亢为何要重视？

甲亢(甲状腺功能亢进症)患者常有多食、消瘦、怕热、多汗、手震颤、眼球突出、甲状腺肿大、心跳快等表现。患甲亢的孕妇容易出现合并高血压、流产、早产、死胎、胎儿发育小、产后出血等异常情况，甲亢的病情也可因妊娠、分娩而加重，严重时可出现险情。这样的孕妇要注意自我保健。

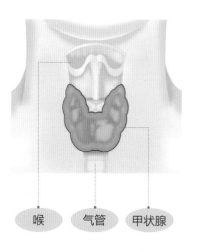

喉　　气管　　甲状腺

孕前就诊者，应避孕并积极治疗，待病情稳定后再怀孕较好。怀孕后要适当休息。病情较重者要用抗甲状腺药物如丙硫氧嘧啶、他巴唑等，但用法及服药持续时间一定要有医生指导（特别是内分泌医生），切勿过量造成新生儿甲状腺功能低下。大多数孕妇能平安度过妊娠期及分娩期，如"甲亢"症状已控制，又无其他并发症，那么可以自然分娩。如果病情重，用药剂量很大仍不能控制病情，或者合并心力衰竭者，要积极终止妊娠，挽救母亲生命。产后如要继续服用抗甲状腺药物则不宜哺乳。新生儿按高危儿处理，要留脐带血做有关甲状腺功能的检查，注意有无甲状腺功能亢进或低下。

53.什么是宫外孕？宫外孕有哪些常见表现？

宫外孕指受精卵在子宫腔以外的地方着床发育，又称异位妊娠。根据着床部位可分为输卵管妊娠、卵巢妊娠、腹腔妊娠，宫颈妊娠、宫角妊娠等，其中最常见的是输卵管妊娠，约占宫外孕的98%。异位妊娠很难正常发育至足月，常在早期(怀孕6~8周)发生破裂出血，引起急性腹痛，严重者可因腹腔内大出血导致休克，甚至危及生命。

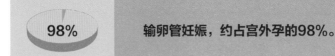

98%　　　输卵管妊娠，约占宫外孕的98%。

宫外孕在输卵管未发生破裂之前，与子宫内早期妊娠一样有停经、恶心、呕吐等早孕反应；当输卵管破裂或流产后，出现受孕侧下腹剧痛或蔓延到整个下腹部或全腹部。腹腔内血量增多刺激膈肌时，可出现肋部或肩胛部疼痛；血液淤积于盆腔底部直肠前方时，会引起肛门部坠痛，便意频频；腹腔内出血量多，还往往出现头晕、面色苍白、出冷汗等症状，以致休克。此外，常见的症状还有持续、少量、暗红色的阴道出血，一般多发生在腹痛后，也有的发生在腹痛时或腹痛前。对以上症状应予以重视，及时到医院就诊，早期发现、及时处理，以免造成严重的后果。

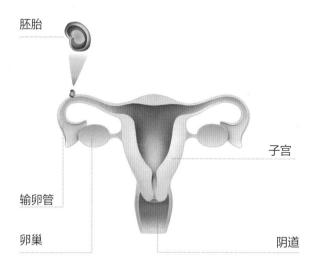

胚胎

子宫

输卵管

卵巢

阴道

54.发生前置胎盘怎么办?

怀孕中、晚期B超检查时如发现胎盘低置或前置,应注意有无出血,并定期检测胎盘位置有无变化,绝对禁止性生活。一旦有出血症状,立即到医院就诊。

当妊娠晚期出现不明原因的阴道流血并伴随明显腹胀痛时,应首先考虑有前置胎盘的可能。见到多于月经量的阴道出血,孕妇及家人情绪不要过于紧张,应尽量使孕妇静卧并尽快、平稳地把孕妇送到医院,以便及时诊治。

前置胎盘的处理原则是止血及抑制宫缩。根据出血量及孕周、胎儿情况来决定治疗措施,如出现急性大出血,孕妇休克,应分秒必争抢救休克,同时迅速终止妊娠;如孕妇已临产,一般情况好,阴道出血少甚至无出血,胎儿无缺氧,胎头能下降,宫口可顺利开大者,可考虑严密监护下自然分娩;如妊娠未足月,阴道出血不多且胎儿无缺氧,可以在严密观察情况下继续妊娠。

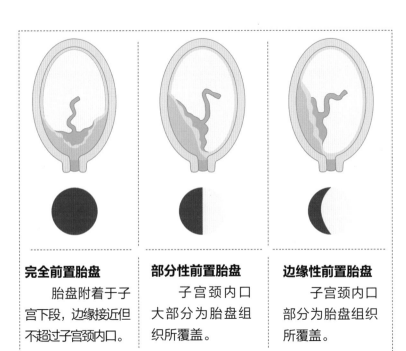

完全前置胎盘

　　胎盘附着于子宫下段，边缘接近但不超过子宫颈内口。

部分性前置胎盘

　　子宫颈内口大部分为胎盘组织所覆盖。

边缘性前置胎盘

　　子宫颈内口部分为胎盘组织所覆盖。

　　发现前置胎盘的孕妇应尽量卧床休息，禁止做肛门检查，尽量避免阴道检查。要随时做好大出血的抢救准备，不论属于哪种情况，均应考虑孕妇和胎儿安全，一般而言，剖宫产是分娩的主要方式。

55.胎位不正能纠正吗？孕妇怎样自我纠正胎位？

　　绝大多数孕妇的胎位是正常的，但也有少数(约5%)孕妇的胎位不正常，常见的异常胎位有臀位、斜位以及横位。妊娠30周前，部分胎儿为臀位，30周后多数可自动转为头位。30周后仍为臀位或横位者，要考虑纠正。

以下介绍几种纠正胎位的方法

① 胸膝卧位

　　孕妇于饭前或进食后2小时，或于早晨起床及晚上睡前做。事前应先排空膀胱，解开裤带，双膝稍分开(与肩同宽)跪在床上，双膝屈曲成90°角，胸和肩尽量同时贴在床上，头歪向一侧，双手下垂于床两旁或放在头的两侧，形成臀高头低位，借重心的改变来纠正胎方位。每日做2次，每次15~20分钟。

② 侧卧位

　　侧卧时还可同时向侧卧方向轻轻抚摸腹壁，每日2次，每次15~20分钟。

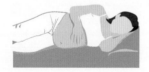

③ 艾卷灸至阴穴

　　此方法可配合胸膝卧位同时做。用点燃的艾卷熏至阴穴(双侧脚小趾外缘)，每日2次，每次10分钟左右。

④ 外倒转术

　　妊娠36~37周，经医生评估后可进行外倒转术。

56.放射线对胎儿影响的大小取决于哪些因素？

电离辐射射线对胎儿影响的大小取决于以下 2 个因素

1 胎龄

怀孕10周时胎儿各器官发育初步完成，但并不完善。

孕15周前

孕妇接受放射线可能引起胎儿畸形。

孕15周后

孕妇接受放射线也可能引起胎儿全身和脑神经系统发育迟缓。

2 接受放射线的部位和剂量

胎儿吸收放射线剂量在10拉德(射线计量单位)以上容易导致畸形，5～10拉德有导致畸形的可能，5拉德以下不会导致畸形。原子弹爆炸时，胎儿的放射线吸收量可能高达数百拉德。受照射的部位距胎儿越近，胎儿接受放射线剂量就越大。一般来说，一次胸部摄片，胎儿接受的放射剂量远远低于5拉德。

57.电磁辐射会影响胎儿吗？孕妇要穿防辐射服吗？

电磁辐射并不是损伤生命体的电离辐射。日常生活中的电磁辐射功率很低，都不会影响胎儿，也不会危害人体健康。广播信号无处不在，手机、电磁炉、微波炉、电吹风甚至电风扇都会发出辐射，几十年的权威研究证据表明，人员长期暴露在这些低强度的电磁场里不会出现健康问题，更不会致癌。

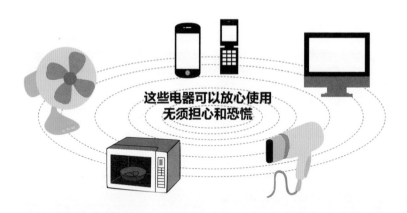

这些电器可以放心使用
无须担心和恐慌

手机以及家用电器，可以放心使用。电脑、电视机均不再使用发射X射线的显像管显示器，无须担心和恐慌，但使用时注意不要造成脖颈或眼部疲劳，不要影响休息。

孕妇穿防辐射服并不能完全阻挡来自各个方向的射线，既然日常电磁辐射无害，孕妇则没有必要购买防辐射服穿着。

58.空气污染可引起胎儿畸形吗?

孕期尤其是孕早期，胚胎处于器官（如脑等）形成阶段，这时的胎儿非常"脆弱"，极易受周围环境的影响。当孕妇吸入含有二氧化硫、一氧化碳、浮尘、焦油等有毒有害物质的气体时，这些有毒物质会通过母体血液进入胎儿体内，影响胎儿的正常发育，甚至会引起胎儿自发流产，更可悲的是会导致婴儿畸形。因此，不能忽视环境质量对胎儿的影响。

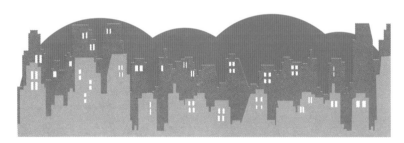

要想避免环境污染的危害，在孕期应调离有毒害物质的工作环境，避免工业毒物。同时，要重视家庭环境的污染，如刚装修完的房间内有甲醛、氡气等有害气体，会对胎儿产生一定影响。

孕妇最好不要居住在新装修的房间里。平时孕妇在孕早期应少去公共场所，尽量少到油烟弥漫的厨房，要多呼吸新鲜空气。

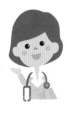

当孕妇的情绪变化时，体内也会发生复杂的生理生化改变。

情绪兴奋愉快 —— 血液中会增加 —— 使胎动有规律、活跃的化学物质 —— 增强了 —— 胎儿的生命力

准妈妈

焦躁忧虑 —— 容易出现 —— 呼吸、心跳加速 血压升高 血糖增加 内分泌系统及血液的成分改变

有害的化学物质 —— 这些变化会增加

传递给胎儿

会致使胎儿不安，表现出胎动增多 —— 长此以往 —— 会影响胎儿的发育及出生后的心理及智力的发育 —— 胎儿出生后 —— 有瘦小虚弱、喜欢哭闹、不爱睡觉等表现；长大以后，往往情绪不稳定，自我控制能力差等

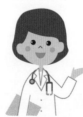

孕妇的情绪对胎儿的智力发育有直接影响，所以为了孩子的健康，即将做母亲的孕妇，应尽量避免情绪危机和精神紧张，努力保持心情愉快。

60.孕妇能出差或旅游吗？

妊娠是一种正常生理状态，健康的孕妇可以出差或旅游，但以下情况应慎重考虑：

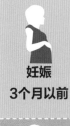

约3/4的流产发生在孕12周前

胎盘未完全建立，到孕12周胎盘才成为一个完整器官。虽然引起流产的原因较多，但过多的活动、旅途疲劳对胚胎可能会有不良影响，而且怀孕3个月以前是胎儿器官形成期，过多在人群密集的地方逗留，容易被传染病毒、细菌性疾病等。

妊娠 3个月以前

孕妇行动不便而且需要定期产前检查，以便及时发现异常情况并及时处理，所以不宜外出。

妊娠晚期

胎儿已趋成熟，随时会临产，也不宜出差或旅游。

最后1个月

妊娠中期，胎儿发育趋于稳定，孕妇负担较轻，各种不适症状较少，可以选择一些适合的地点短期出差或旅行。但应该避免高原、距离太长、交通不便或相对落后地区，以防出现紧急情况不能得到及时的救治。

61.孕妇应如何安排睡眠?

妊娠 3 个月前

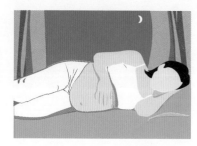

孕妇除有常见的食欲不振、恶心呕吐等早孕反应,还可能有嗜睡现象。

怀孕 4 个月开始

大部分人3个月前的不适症状会逐渐减轻;多数孕妇都可照常工作、学习和起居;但睡眠时间和质量因人而异,以日间精神饱满、不熬夜为准,中午可适当午睡。

怀孕最后 1 个月

由于子宫明显增大,并且当胎头入盆后会压迫膀胱,导致孕妇夜间多次起床小便,从而睡眠质量可能进一步下降。

临近产期

有些孕妇容易精神紧张甚至引起失眠,所以应从各种途径主动了解孕产期知识,解答自己的疑问和顾虑,帮助自己稳定情绪,树立信心迎接分娩。

产假可由妊娠38周开始,孕妇可得到充分休息,适当活动及睡眠可以保证产时的体力。如晚间实在难以入睡,可在医生的指导下口服一些镇静药物,这对胎儿是没有不良影响的。

62.孕妇能进行体育锻炼吗?适宜的锻炼方式有哪些?

在我国,有的孕妇抗拒一切体育锻炼,有的则认为不能从事日常工作。事实上,如果不存在一些病理性的不适宜运动的情况,在孕期根据自己的体力和爱好做一些运动量不大的活动是必要的,也是安全的。适当的体育活动可以促进新陈代谢,增强心肺功能。

孕妇体操有利于分娩;户外运动能呼吸新鲜空气,沐浴阳光可加强食物中钙的吸收和利用。户外散步、做操、打拳、骑自行车等,运动量不大,妊娠早、中期身体负担不重时,都可以进行。妊娠晚期可散步、做妊娠体操,能起到增强体质、锻炼肌肉、减轻水肿等作用。如果合并有前置胎盘,则应在医生指导下进行体育锻炼。

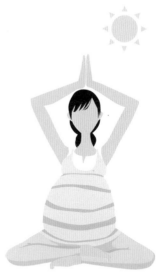

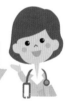

孕妇进行运动是必要的,不过要在医生指导下适当进行。

63.孕妇临产有哪些预兆?

预产期到了，预示着宝宝快要到来了。但预产期只是孩子出生的大概时间，事实上临产日期可能提前也可能延后，故不能仅凭预产期来判定孩子的出生时间。分娩不是突然发生的，以下的预兆提醒每一位孕妇分娩即将开始了。

1 见红

在分娩前24～28小时，阴道排出少量血性黏液，这便是我们俗称的"见红"，是分娩即将开始的一个可靠征兆。

2 破水

阴道流出清亮淡黄的羊水。一般破水后很快就要分娩了，应立即让产妇取平躺姿势送往医院，千万不可直立行走，以免脐带脱出，造成严重后果。

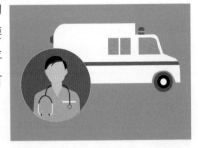

3 腹痛

临产前产妇会出现不规则的肚子发紧和疼痛的感觉，如果产妇的腹痛逐渐增强，间隔时间越来越短，腹痛一阵比一阵紧，就预示着快临产了。

64.羊水破了怎么办？

　　胎膜破裂发生于正式临产前，称为胎膜早破，表现为阴道有大量或少量清亮液体流出。

胎膜早破的危害：

　　对孕妇可造成感染、难产、产后出血、羊水栓塞等。对胎儿则可能发生早产、脐带脱垂导致胎儿窘迫甚至死亡、羊水过少、新生儿感染等。

应急处理

　　孕妇若在医院外出现胎膜早破，先不要惊慌，尽可能平躺，垫高臀部，以免发生脐带脱垂，然后尽快去医院或呼叫120出诊接到医院处理。

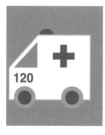
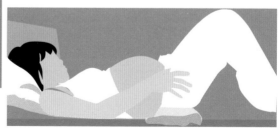

65.什么是早产？早产有哪些征象？

　　早产即未足月分娩，即指从末次月经第一天算起，妊娠满28周至不足37周的阶段内生产者称为早产，在此阶段内分娩的新生儿，各器官的发育均不够成熟，围产儿死亡与早产有关。近几十年来，随着新生儿重症监护病房的逐渐建立和新生儿护理水平的提高，早产儿的成活率已经大大提高。

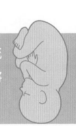

　　早产常有胎膜早破、羊水外流、腹阵痛、阴道少量流血等主要征象。痛觉敏感的孕妇在妊娠晚期时，往往会将子宫正常的收缩误认为临产宫缩，其并非为真正临产。

宫颈缩短
≥**80%**

子宫颈长度
≤**20 毫米**

　　如果出现规则宫缩（指每20分钟4次或每60分钟内8次）同时宫颈管进行性缩短（宫颈缩短≥80%），伴有宫颈口扩张，则属于早产临产；如果孕妇虽有上述规律宫缩，但宫颈口尚未扩张，而经阴道超声测量子宫颈长度≤20 毫米，则为先兆早产。

66.哪些情况容易出现早产?

什么样的孕妇容易发生早产呢?

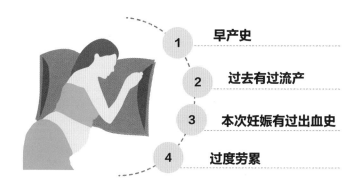

1 **早产史**

2 **过去有过流产**

3 **本次妊娠有过出血史**

4 **过度劳累**

　　避免早产应从预防着手。必须加强孕期检查,指导孕妇注意孕期卫生,充分重视可能引起早产的因素,不要过度劳累,避免急性感染,节制性生活等。如有阵发性腹部坠胀或疼痛,或出现阴道少许流血,要入院检查,必要时须住院治疗。

　　尽量左侧卧床休息,可以减少宫缩、胎儿缺氧的发生,必要时须在医生指导下用药治疗。如果处理得适当、及时,早产在一定程度上是有可能避免的。

67.早产有什么危害？

75%   **早产儿的死亡率仍较高，占新生儿死亡率的75%。**

    早产儿个子小，体重轻，器官发育不成熟。近年来，虽有一些胎龄不满28周，体重低于1 000克的胎儿娩出后经精心喂养存活的情况，但早产儿的死亡率仍较高，占新生儿死亡率的75%，且多发生诸如以下严重并发症。

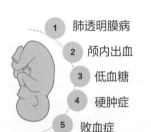

1 肺透明膜病
2 颅内出血
3 低血糖
4 硬肿症
5 败血症

即使早产儿生存，也容易智力低下或有视力、听力障碍。

预防早产是降低围产儿死亡率、残疾儿发生率的重要环节。

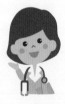

68.过期产有什么危害?

对宝宝的危害

由于过期妊娠胎盘老化,极易导致羊水过少、胎儿窘迫、胎儿生长受限、胎粪吸入综合症、新生儿窒息等。

对孕妇的危害

过期妊娠的宝宝颅骨变硬,生产时宝宝的头颅不容易变形,宝宝通过产道常常出现困难而导致难产,需要剖宫产,母体产伤的比例增加。

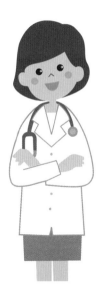

由于过期产对孕妇和宝宝都不利,因此医生建议在妊娠即将过期前,即妊娠41周时就该催产了,尽量避免过期妊娠。

69.什么是无痛分娩？无痛分娩有风险吗？

通常所说的"无痛分娩"，在医学上称为"分娩镇痛"，是使用各种方法使分娩时的疼痛减轻甚至消失的技术。目前的分娩镇痛方法包括非药物性镇痛和药物性镇痛两大类。非药物性镇痛包括精神安慰法、呼吸法、水中分娩等，其优点是无创、无副作用，但镇痛效果较差；药物性镇痛包括笑气吸入法、肌注镇痛药物法、椎管内分娩镇痛法等。

一般来说，椎管内分娩镇痛法是一种比较确切的分娩镇痛方式，它采取椎管内给药，需要有资格、有经验的麻醉医生来操作。虽然这种镇痛方法存在一些风险，但有非常详尽的研究证实，硬膜外镇痛和麻醉对产妇和胎儿是安全的，已在许多发达国家使用多年。这种镇痛方法较小影响运动功能，用药后活动不受限，仍可下床活动、进食且镇痛效果良好，能让孕妇在无痛、快乐、安全的产程中迎接小宝宝的降生。

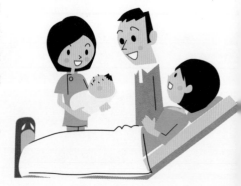

70.无痛分娩有什么好处?

"无痛分娩"是用各种方法使分娩时的疼痛减轻甚至使之消失的技术。目前应用最广泛的方式是"硬膜外镇痛",其优点如下:

1.镇痛效果确切

分娩镇痛能把分娩疼痛减少八九成,甚至完全无痛,让产妇不再受产痛的折磨,减少分娩时的恐惧和疲倦。

2.安全

无痛分娩所用的麻醉药浓度大约相当于剖宫产时的1/5,即淡淡的麻药,对宝宝和产妇都是安全的。

3.方便

无痛分娩整个过程产妇一直处于清醒的状态,产妇带着药管可以下床走动,能够清晰地感受新生命到来的喜悦。

4.技术成熟

硬膜外镇痛是一项很成熟的技术,熟练的麻醉科医生只要5~10分钟即可完成麻醉操作过程。这是一项简单易行、安全成熟的技术。

71.阴道分娩好，还是剖宫产好？

阴道分娩是一个正常的生理过程，是人体的一种自然功能，其损伤最小，对母亲和胎儿都是有利的。

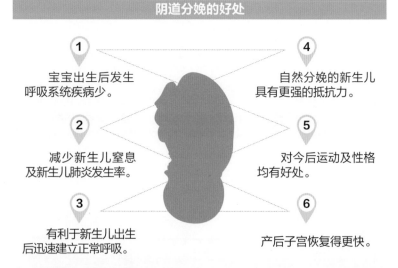

阴道分娩的好处

1 宝宝出生后发生呼吸系统疾病少。

2 减少新生儿窒息及新生儿肺炎发生率。

3 有利于新生儿出生后迅速建立正常呼吸。

4 自然分娩的新生儿具有更强的抵抗力。

5 对今后运动及性格均有好处。

6 产后子宫恢复得更快。

而剖宫产的创伤要大得多，除手术失血量多外，还容易引起伤口感染、羊水栓塞、麻醉意外、子宫损伤切除等危险，术后恢复慢，容易出现腹腔内组织粘连引起的慢性腹痛等。因此，剖宫产只限于有病理因素不能经阴道分娩者使用，一般情况下经阴道分娩才是正常的途径。为了您和小宝宝的健康，请孕妇尽量争取阴道分娩。

72.如何促进自然分娩?

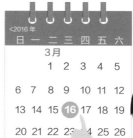

1 加强产前检查，减少产科并发症。

2 合理搭配营养，避免胎儿过大。

3 树立自信心，消除恐惧心理。

4 临产前就开始积极做好心理、生理准备，参加孕妇学校听课，熟悉有关放松、缓解产痛及促进产程进展的方法。

5 在医生指导下采取自由体位分娩。

6 临产后选择"分娩镇痛"以减轻疼痛。

孕妇希望顺产要做到以下几点

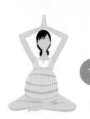

1 做好孕期保健

特别注意适当的营养和控制体重的增加，体重增加过快或胎儿过大往往会增加高血压、糖代谢异常的风险，增加阴道助产及剖宫产的概率。建议合理安排工作和休息。接受分娩教育，对于分娩有充分的心理准备。练习呼吸运动(腹式呼吸、胸式呼吸、短促呼吸)，以备产时运用。

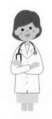

2 足月临产前(妊娠37~38周)

请医生对整个妊娠情况进行一次评估，并结合产道、胎儿情况，初步预测分娩是否顺利。

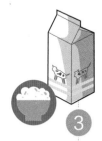

临产后

产妇首先应该放松精神，消除紧张情绪，积极与医护人员配合，保持会阴清洁，勤解大、小便。在分娩的第一阶段，要补充营养和水分，可以吃些高热量易消化的食物，如肉粥、牛奶等，保存好体力。因为这时宫口未开全，用力是徒劳的，过早用力反而会使宫口肿胀、发紧，不易张开。可以通过呼吸减痛法，减少宫缩疼痛。宫口开全后，要注意掌握每次宫缩，做到有劲用在宫缩时，就会事半功倍。当胎儿即将娩出阴道口时，配合医生、助产士，避免用力过猛，一般能够顺利分娩。

会阴侧切术是在宫颈口开全,胎儿即将娩出时于会阴部做一斜形切口,帮助胎儿娩出的一种助产手段。

侧切可以防止一些产妇发生严重的会阴撕裂,保护盆底肌肉。

但是否所有的顺产产妇们都需要会阴侧切?会阴侧切术虽然可以加快分娩,避免一些严重的会阴损伤,但在大多数情况下,只要产妇与助产士、接生人员很好地配合,控制

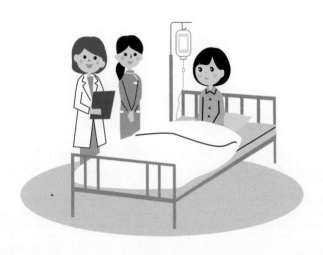

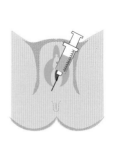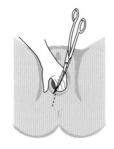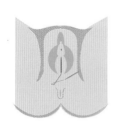

宝宝娩出的速度，就能在很大程度上减少会阴裂伤或减轻会阴裂伤的程度。而且由于会阴侧切也是一项手术操作，会增加出血量，侧切口愈合需要的时间也相对较长，给产妇带来不便及痛苦，因而并不提倡所有的产妇都进行会阴侧切术。当前国内对于会阴侧切术的使用过于泛滥，应该尽量减少。除非是需要阴道助产、发生胎儿窘迫缺氧，会阴弹性较差，需要帮助胎儿快速娩出时，才考虑行会阴侧切术。

一般情况下，会阴侧切术不是必须要做的手术。

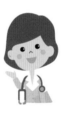

75.孕妇在什么情况下需要引产？引产方法有哪些？

孕妇出现下列情况需要引产，包括：

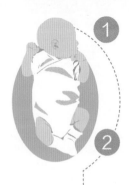

① 过期妊娠

此时胎盘功能衰退，胎儿可能出现缺氧、窒息，甚至死亡。故一般主张孕妇于孕41周应入院做引产准备，孕42周前结束妊娠。

② 先兆子痫

为孕晚期常见的并发症。病情发展严重时可发生抽搐、心肾损害、胎盘早剥、胎死宫内等，对母胎影响很大。当病情得不到控制时，适时引产结束妊娠是最根本的治疗。

③ 胎膜早破

破膜距临产及分娩时间越长，感染概率就越大。妊娠36周后胎膜早破者大部分可在12～24小时内临产，如超过2小时仍未临产，应予以引产。

4 疾病因素

　　心脏病、慢性肾炎、糖尿病病情控制不理想，或有胎盘功能减退，胎儿宫内生长受限、胎儿宫内缺氧时，应考虑引产。

5 胎儿严重畸形或胎死宫内

　　一经确诊应立即引产。

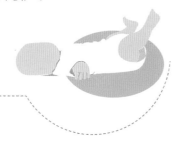

　　静脉点滴催产素是当前最常用的引产方法。每个人对催产素的敏感程度有很大差异，所以应从小剂量、慢滴速开始。此外，通过人工破膜、刺激乳头等方法，可反射性地引起子宫收缩，常能很快进入产程。

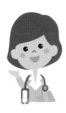

76. 双胎为什么属于高危妊娠？

高危妊娠是指妊娠、分娩时，孕妇和胎儿存在着较高的危险因素。双胎为什么属于高危妊娠呢？因为从怀孕到分娩，双胎较单胎容易出现以下的异常情况：

1 双胎妊娠对蛋白质、维生素、钙、铁的需求增加，膳食中营养成分供应不足时很容易出现缺铁性贫血、缺钙，对孕妇健康、胎儿发育均有影响。

2 双胎妊娠晚期过度胀大的子宫向上推挤横膈，使肺功能受到影响，孕妇易出现呼吸困难、气促的症状。

3 双胎妊娠高血压疾病发生比单胎多 3 ~ 4 倍，羊水过多的概率为 12%，较单胎明显升高。

4 约 50% 双胎妊娠并发早产、流产。

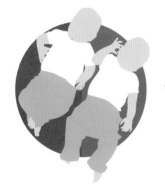

5 双胎常有胎位异常的情况，如两胎均臀位，或一个为臀位、另一个为头位，或两个均为横位，易造成难产，增加剖宫产概率。

6 子宫肌纤维过度伸展，易引起子宫收缩不佳，导致产程过长，增加难产概率，分娩后又容易出现产后出血。

　　双胎妊娠的孕妇做好孕、产时保健，按时产检，积极配合医生的处理，仍有机会妊娠至足月并安全分娩。

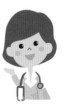

77. 胎盘早剥常见于哪些情况？
发生胎盘早剥后怎么办？

目前胎盘早剥的发生机理尚不清楚，但与下列因素有密切关系：妊娠高血压疾病，慢性高血压、慢性肾脏疾病或全身血管疾病，腹部受到撞击、挤压，胎膜早破时羊水流出过多、过快，分娩时出现过强或过密的宫缩等。

胎盘早剥时，胎盘剥离面的出血可导致孕妇及胎儿失血，易引起胎儿严重缺氧甚至死亡，母亲会出现贫血、休克甚至凝血功能障碍、肾衰等严重并发症。由于胎盘早剥出血常积在子宫内，导致实际出血量常与阴道流血量不一致甚至无阴道流血，故胎盘早剥发生时不易引起孕妇注意，当孕妇出现贫血、脉搏加快等休克症状时，往往病情已经很严重，此时对孕妇和胎儿极端不利。

对于妊娠中、晚期出现的腹痛伴阴道出血，怀疑胎盘早剥者应即刻去医院就诊。

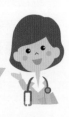

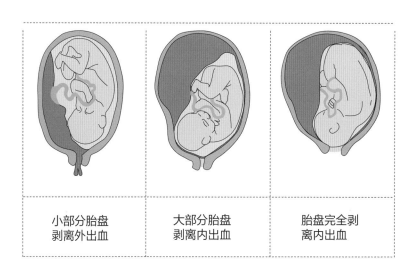

| 小部分胎盘
剥离外出血 | 大部分胎盘
剥离内出血 | 胎盘完全剥
离内出血 |

　　胎盘早剥严重者要及时终止妊娠，如病情较轻，胎盘未继续剥离，妊娠未足月且胎儿情况良好者可在严密监测下继续妊娠。绝大部分须采取剖宫产终止妊娠，自然分娩仅适用于产妇的身体情况好、胎儿无明显缺氧，且宫口已开大，能很快分娩者。

78.产妇产后有哪些饮食误区?

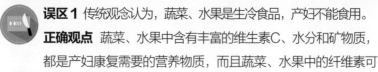

产妇可以吃蔬菜、水果等生冷食品

误区1 传统观念认为,蔬菜、水果是生冷食品,产妇不能食用。

正确观点 蔬菜、水果中含有丰富的维生素C、水分和矿物质,都是产妇康复需要的营养物质,而且蔬菜、水果中的纤维素可防止便秘,因此蔬菜、水果很合适产妇食用。如果是冬天,可将水果切成小块放在温水里稍微浸泡后再吃。

吃肉比喝汤有营养

误区2 产褥期应该多喝各种汤类,如鸡汤、鱼汤、猪蹄汤等,以利于乳汁分泌。但有些产妇却只喝汤,不吃肉,她们认为肉里的营养都到汤里了。

正确观点 其实,肉里的营养要比汤丰富得多,所以喝汤的同时应该把肉也吃下去。

产妇喝汤不是越浓越好

误区3 有人认为,产妇喝的汤越浓越好,脂肪越多营养越丰富。

正确观点 过多的脂肪会增加产妇乳汁中脂肪的含量,会造成新生儿腹泻,也容易引起产妇发胖。正确的做法是多喝富含蛋白质、维生素、钙、磷、铁、锌等各种营养物质的汤,以及蔬菜汁、水果汁等。

79.剖宫产手术后的饮食原则是什么?

进行剖宫产的产妇产后要在医务人员指导下进食，一般在手术之后数小时医护人员就会用听诊器听产妇的肚子，如果听到肠鸣音已经恢复即指导产妇开始饮食，进食遵循从少到多、循序渐进的原则。

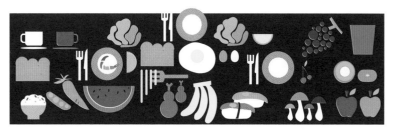

 流质饮食

首先喝两三口温开水，如无不适，则可以喝小半杯（约100毫升）开水，然后逐渐喝肉汤、鱼汤、米汤等汤类食物。

 半流质饮食

进食流质饮食无不适之后，医护人员会再次进行专业评估，如肠鸣音正常或产妇感觉到肛门已经排气，则可以开始进食米粥、烂面条、清淡米粉等半流质饮食。

 普通饮食

进食半流质饮食无不适之后，医护人员再次进行专业评估，如肠鸣音正常或已能排便，则可以正常饮食。

80.产后盆底康复，您准备好了吗？

妊娠期间，腹腔压力和盆腔脏器的重力指向盆底肌肉，加上胎儿体重和子宫重量日益增加，盆底肌肉持续受压会逐渐松弛；分娩期，胎儿通过造成创伤，使盆底肌肉损伤进一步加重，因此大多数妇女产后都出现不同程度的盆底功能障碍。

盆底功能障碍会有哪些表现？

压力性尿失禁

咳嗽、打喷嚏、大笑、提重物时，不由自主地漏尿。

盆腔器官脱垂

阴道松弛、阴道前后壁膨出，严重者子宫脱垂。

性生活不满意

性交痛、痉挛、性冷淡、无快感。

剖宫产就可避免盆底肌肉的损伤吗？盆底肌肉的损伤在妊娠期就已经发生了，因此，剖宫产也不能避免妊娠过程所造成的盆底肌肉损伤。盆底肌肉损伤能治疗吗？回答是肯定的。盆底康复治疗就是一个很好的方法，它是采用电刺激和生物反馈训练，唤醒被损伤的神经肌肉，增加盆底肌力和弹性，恢复盆底功能的有效方法。